MALADIE DE LA LYMPHE;

PRÉCIS des Symptômes; — Moyen de rendre à la Lymphe sa fluidité naturelle; — Administration de ce remède; — Observations pratiques.

PAR FOULLIOY.

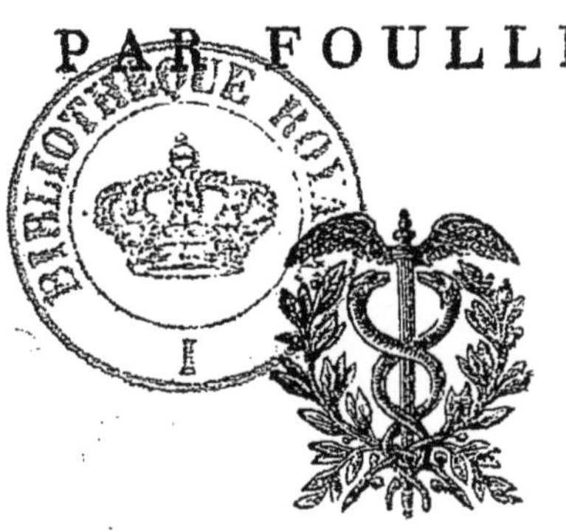

PARIS,

DE L'IMPRIMERIE DE J. B. SAJOU,
Rue de la Harpe, n.° 11.

1808.

Avant la découverte du système lymphatique on regardait chaque maladie chronique comme une affection particulière; mais depuis que l'expérience a démontré complétement que ces sortes d'infirmités n'étaient que des variétés d'une même cause, il est devenu constant pour l'art qu'elles devaient être reportées à leur centre commun, et combattues dans leur principe sans distinction. Tout ce qui n'est pas maladie grave ou aiguë, proprement dit, ne peut être occasionné que par l'épaississement de la lymphe, qui constitue essentiellement le premier degré d'une affection lymphatique : l'obstruction qui survient toujours ensuite est le second degré, l'infirmité chronique qui se manifeste après, est le troisième, et quel que soit le caractère de cette dernière, elle n'en est pas moins une conséquence nécessaire, et une variation constante de la maladie de la lymphe : la maladie de la lymphe est donc le principe unique de toutes les affections chroniques; ses symptômes varient à l'infini, ses accès et ses intermittences sont lents et irréguliers, ses invasions et ses ravages destructeurs du sujet. Elle est endémique dans certaines contrées, épidémiques dans quelques autres, l'un et l'autre dans plusieurs.

La lymphe contracte affection soit par la communication de l'air ambiant, soit par le contact d'un individu incommodé, soit par transmission de père aux enfans. La teigne, le rachitis, le carreau, les scrophules; la syphilis que tant de rejettons apportent en naissant, ne sont que des variations résultantes d'un principe de désorganisation puisé avec la vie, et la confirmation d'un épaississement lymphatique provenant uniquement de ce principe désorganisateur. J'avoue qu'il est impossible de se prémunir contre l'accès d'un pareil mal, ni même de s'opposer à ses premiers envahissemens, en ce qu'il survient d'une manière si subtile, et qu'il prélude à ses ravages avec tant de ménagement, que sa marche ne saurait d'abord trahir sa présence.

Bien plus, l'épaississement lymphatique s'opérant, pour l'ordinaire, sans occasionner de fortes douleurs, et les symptômes qui le précèdent ou l'accompagnent se reproduisant sans cesse sous mille aspects différens, il résulte que les individus atteints sont hors d'état de juger par eux-mêmes de la nature comme de l'importance de leur affection. Les infortunés reportent à une toute autre cause le malaise, l'embarras, la pesanteur même alors gravative qu'ils éprouvent : de là les affections chroniques qui frappent journellement de mort tant de sujets ; de là les pertes inouies qui ravagent l'humanité.

Une portion de l'espèce se trouve frappée de la maladie de la lymphe, et l'autre moitié vit exposée sans cesse à recevoir les mêmes coups ; cette idée consternante est reçue par les plus exacts observateurs, et encore mieux confirmée par le fait. N'y aurait-il point de moyens assez puissans pour arracher promptement à la corruption cette partie malheureuse de l'espèce dont la souillure actuelle doit nécessairement atteindre l'autre ? Cependant l'art, toujours sage et sévère dans la distribution de ses bienfaits, est loin d'avouer ici son insuffisance : recourons à lui, et ne marchons qu'à la faveur de ses clartés.

Il devient facile de discerner la maladie de la lymphe, lorsqu'elle est parvenue à la hauteur du premier degré ; à cette époque, sa présence est constamment trahie par les symptômes suivans ; savoir, les dégoûts, les flattuosités, les rapports, les digestions laborieuses, les urines épaisses, l'engorgement général, le sentiment de pesanteur ou de pression à la région particulièrement attaquée, le dérangement des menstrues ou des hémorroïdes, la fièvre lente et irrégulière ; les douleurs qui résultent de ces premiers accidens, indiquant nécessairement la partie qui se trouve envahie, font assez connaître le point où le mal veut établir son siége, et son caractère de gravité. Ici donc, l'homme de l'art ne saurait être trompé sur la présence, la nature et les résultats d'une semblable affection; mais, au lieu de la considérer comme cause indépendante, il doit l'envisager comme l'effet constant d'une maladie lymphatique, et la traiter comme telle, sans avoir égard à son siége, à ses symptômes et à ses accès, à moins cependant que quelque accident subséquent ne commande instantanément des considérations particulières de sa part.

La médecine est convaincue que pour détruire chez les différens sujets la maladie de la lymphe, il ne faut que rappeler le système lymphatique à son état ordinaire, c'est-à-dire, redonner à son essence la fluidité naturelle que lui a fait perdre la présence de corps malfaisans, et lui procurer par là de nouveau les moyens de reprendre, sans aucune altération, l'exercice nécessaire de ses fonctions; la médecine est persuadée en outre qu'un divisant assez subtil pour pénétrer et agir jusques dans le parenchisme des plus grosses glandes, suffit pour retremper tout le système lymphatique, en rétablir la circulation, la pureté, et détruire entièrement les effets dont la corruption était l'unique cause. Mais, quoique le degré d'efficacité de ce divisant se trouve exactement déterminé à l'avance, on n'en est pas moins encore à sa recherche. La cause du retard de sa découverte tient à la propriété absolue qu'il est reconnu que doit avoir son essence. La nature n'offrant dans l'immensité de ses productions aucune qui par sa vertu inhérente puisse seule être employée avec succès, on est contraint de recourir aux procédés que commande la réunion entendue de plusieurs, afin d'obtenir ensuite du produit de leur combinaison, ce qu'il est impossible de recueillir du tribut particulier d'une d'elles. Cependant, ce divisant si desiré, dont on poursuit toujours la découverte, et à la recherche duquel j'ai été moi-même durant tant d'années, est enfin aujourd'hui en ma possession. Sa composition participe de substances indigènes et exotiques, combinées entre elles dans les progressions relatives à chacune d'elles, dont le résultat est un sirop divisant, assez subtil pour pénétrer et agir partout où la lymphe viciée peut former et entretenir une congestion. Ce sirop est agréable au goût, il ne provoque aucun rapport, aucune tranchée. Le régime qu'exige le traitement est aussi simple que facile, je ne m'étendrai pas davantage pour rehausser le prix d'un pareil spécifique. Je ne ferai pas non plus le dénombrement des expériences qui en démontrent l'efficacité, je parlerai encore moins des cures qui en consacrent l'emploi, je m'attacherai seulement à en recommander l'usage aux malades, leur observant de se conformer exactement à l'ordonnance ci-jointe; ils peuvent de cette manière l'employer indistinctement sur tous les symptômes de la maladie de la lymphe, même contre la plique, affection d'ailleurs peu commune en France, mais très-ordinaire en Pologne, et être assurés à l'avance de leur prompt soulagement, de leur entière guérison, et du maintien de leur retour à la santé.

Manière de faire usage du Remède anti-lymphatique.

Lorsque le malade ressent une plénitude d'humeurs ou qu'il a la langue épaisse, il doit prendre l'émétique ou se purger, si le vomitif est reconnu contraire. Quand les humeurs sont en trop grande abondance pour qu'un simple vomitif, ou une seule purgation puisse opérer de suite une évacuation suffisante, il a recours à une seconde médecine afin de débarrasser convenablement les premières voies. Dès qu'il a satisfait à cette préparation indispensable, il entre en traitement ainsi qu'il suit :

Le lendemain de l'évacuation et de grand matin, le sujet prend une cuillerée à bouche ou six gros de sirop détrempé dans un verre d'eau de chicorée ou de bourache ; une heure après, il en prend une seconde cuillerée de la même manière : à une égale distance, il déjeûne ; durant l'espace du jour, et à des intervalles réglés, il boit quelques tasses de tisane édulcorée avec du sucre ou de la réglisse. Il suit exactement chaque jour ce régime jusqu'à parfaite guérison. Une fois son traitement commencé, il évite avec soin de faire usage de médicamens autres que ceux qui sont prescrits, à moins cependant que quelques causes majeures ou quelques accidens étrangers, ne nécessitent instantanément des soins plus pressans.

Si le sujet est d'une constitution robuste, il prend une troisième cuillerée de sirop détrempé comme il est dit ci-dessus, mais toujours quatre heures après son dernier repas ; il prend en outre des bains tous les jours dans l'intervalle de sa double portion. Si au contraire le malade est d'un tempéramment délicat, ou s'il a la fibre molle, relâchée, il prend d'abord trois ou quatre bains de suite, et après, un tous les deux ou trois jours.

Dès que le malade a la langue chargée, il doit se purger ; mais dans tout autre état de choses, il est indispensable pour lui de le faire une fois tous les quinze jours ; que les purgatifs soient doux par essence, et d'un tiers plus faibles en quantité que ceux dont on a coutume de faire usage.

Si pendant le cours du traitement le malade se sent échauffé, il faut qu'il l'interrompe quelques jours, durant lesquels il prend des bains et des tisanes rafraîchissantes, telles que de l'eau de poulet ou de veau.

Les femmes sujettes à éprouver des pertes de sang doivent s'abstenir de toute espèce de bains, jusqu'à ce qu'il soit reconnu que les vaisseaux se trouvent être parfaitement consolidés, et ne prendre chaque jour qu'une dose de sirop quelle que soit d'ailleurs l'intensité du mal.

Les femmes enceintes, et frappées de quelque affection chronique peuvent, sans crainte d'accident, suivre le traitement, en en prenant une cuillerée seulement : bien plus, ce régime en les affranchissant de leurs infirmités, et rappelant chez elles tous les organes au libre exercice de leurs fonctions respectives, les mettra à même de consommer heureusement pour elles et leur progéniture l'oeuvre important de l'enfantement. Le traitement est doux, sûr, mais il est long communément ; il le devient davantage quand, en raison de l'ancienneté, de l'affection, ou de l'événement d'accidens étrangers, ou même de foiblesse organique, les sujets commandent des considérations particulières qui en ralentissent le cours. Les succès les plus prompts dans les cures que j'ai faites, n'ont jamais été obtenus avant l'espace de deux mois et demi, les autres furent toujours le résultat de six mois et plus de combats assidus, surtout chez les femmes atteintes de squirre, d'ulcère à la matrice ou de cancer.

C'est plutôt par une surabondance dans les urines, que par des selles volumineuses que l'action expresse de mon remède se manifeste, parce que son principal effet est de diviser les humeurs partout où il s'en rencontre, pour les reporter toutes à l'estomac; aussi les purgations fréquentes deviennent-elles indispensables pendant le traitement; aussi les purgatifs les plus légers suffisent-ils pour entraîner avec eux toutes les parties malfaisantes qu'ils rencontrent sur leur passage; mais un des bienfaits le plus signalé de mon divisant, et que je ne saurais laisser ignorer, est de soustraire aux anxiétés, aux déchiremens, ceux qui sont atteints de fistules à l'anus, de sarcocèle, de cancer, en ce qu'il opère d'une manière si décisive, que toutes ces opérations terribles deviennent inutiles, et que les sujets recouvrent pleinement la santé par l'effet seul du pouvoir inhérent à ses vertus.

Quoique les symptômes de la maladie ayent entièrement disparu, il est essentiel de continuer néanmoins quelque temps l'usage du sirop, et de prendre de légers purgatifs, quand on reconnaît que l'estomac éprouve encore quelque plénitude d'humeurs ; la quantité de bouteilles ne saurait se déterminer, en ce qu'elle est relative à la gravité du mal, à la longueur des traitemens, à la force ou à la faiblesse de l'individu chez lequel le remède agit plus ou moins fortement. La quantité ordinaire est de cinq ou six bouteilles; ceux qui jugeront à-propos d'employer mon spécifique contre leurs maux, s'abstiendront de ragoûts épicés, de viandes salées et de toute espèce d'acides ou d'hypnotiques, en ce que ces derniers neutralisent entièrement son effet. Il eût fallu entrer dans des détails que ne comporte pas la brièveté de cette notice, pour énumérer toutes les propriétés de ce remède ; mais je ne puis me dispenser d'annoncer sa grande efficacité pour calmer les ardeurs d'urine, les douleurs de l'urètre, et autres symptômes aigus; souffrances qui tourmentent quelquefois si longtemps les malades dans le commencement de la gonorrhée.

Les enfans d'un an, affectés de cette maladie, prendront chaque jour une petite cuillerée de sirop, 2 gros; ceux de trois ans, en prendront 3 gros; ceux de six, 4 gros, et ainsi de suite progressivement. Une chopine suffit souvent pour le premier âge, une bouteille pour le second, et une bouteille et demie pour le troisième âge.

Les bouteilles seront cachetées; sur la légende du cachet sera inscrit en toutes lettres le nom de l'auteur, celles qui n'auront point le type devront être considérées comme fausses.

Foullioy

Ancien Chirurgien-Major de la Marine, à Paris, rue Sainte-Marguerite, n.° 28, faubourg Saint-Germain.

Nota. L'on trouve ce Remède chez M.

OBSERVATIONS PRATIQUES.

I.

M. Cornu, propriétaire, était sujet depuis plusieurs années à de fréquentes attaques de goutte; elle affectait tantôt les extrémités supérieures, plus souvent les inférieures, et quelquefois les unes et les autres en même temps. Les parties malades se tuméfiaient considérablement; une chaleur brûlante se faisait ressentir à la paume des mains et à la plante des pieds; il éprouvait des douleurs atroces; il avait déja été traité sans succès à plusieurs reprises et par différens médecins, lorsqu'il me pria de lui donner des soins. Je lui prescrivis de faire usage de mon sirop divisant : au bout de peu de jours, le malade ressentit un grand soulagement. Cependant, aucun des symptômes importans n'avait encore disparu; mais ils ne tardèrent pas à céder tour-à-tour : les diverses fonctions se rétablirent successivement, les extrémités reprirent leur souplesse et leur force, les souffrances cessèrent; enfin, après six mois d'un traitement assidu, le sujet parvint à une guérison parfaite, et jouit depuis de la meilleure santé.

I I.

Madame H***, propriétaire à Paris, avait l'abdomen d'un volume si prodigieux qu'on eût pu la considérer comme parvenue au dernier terme de la gestation. Depuis seize ans elle languissait dans cet état, et pendant ce long espace de temps plusieurs médecins avaient tenté pour la guérir diverses méthodes de traitement, qui n'avaient pas même suspendu les progrès de la maladie; cette femme était en proie aux douleurs les plus aiguës, et ne conservait plus d'espoir lorsqu'elle me fit demander.

Après avoir pris tous les renseignemens qui pouvaient m'éclairer sur la nature et le siége du mal, attententivement examiné l'état du bas-ventre, je ne doutai pas de l'existence du squirrhe des ovaires; aucune fluctuation n'indiquait d'ailleurs la présence d'un liquide épanché. Mon premier soin fut de ranimer le courage abattu de la malade et de faire luire à ses yeux un rayon d'espérance. Je la mis à l'instant à l'usage du sirop divisant. L'humeur lymphatique dont se gorgeaient les tumeurs se dissipa, les ovaires redevinrent dans leur état primitif; les souffrances, déja tempérées par l'action du remède, cessèrent entièrement; et après un an de traitement non-interrompu, Madame H*** recouvra pleinement la santé.

III.

En 1804, je fus appelé par M. Diébol, rue de Crusol, n.° 12; il avait eu pendant longtemps une fièvre intermittente - tierce, qui dégénéra en quarte, et donna lieu à une obstruction du foie. Le volume de ce viscère avait prodigieusement augmenté. Je prescrivis au malade l'usage du sirop divisant; en très-peu de temps, il ressentit le plus grand soulagement; il recouvra d'abord le sommeil; la toux se calma, la fièvre disparut, le foie reprit insensiblement son état naturel; enfin, dans l'espace de quatre mois, M. Diébol arriva, progressivement et sans secousse, au terme d'une guérison parfaite, et n'a pas cessé depuis de jouir de la meilleure santé.

IV.

Madame C*** avait depuis huit mois un écoulement fétide par la vulve; elle avait le teint olivâtre, plombé, de l'insomnie, des dégoûts, point d'appétit, constipation; elle maigrissait tous les jours : elle consulta des hommes de l'art, qui lui ordonnèrent quelques petits remèdes qui n'apportèrent point de changement à son état. Ce fut alors qu'appelé près d'elle, après l'avoir examinée avec soin, je reconnus que la matrice était squirrheuse, les viscères du bas-ventre, engorgés, les règles avaient cessé de paraître. Je l'ai mis à l'usage du sirop divisant ; en trois mois de traitement, la malade a été complètement guérie.

V.

Madame Carisai avait une tumeur cancereuse au sein droit, qui lui occasionnait des souffrances horribles dans les divers mouvemens qu'elle voulait exécuter. Cette maladie avait été précédée de pésanteur et de douleurs lancinantes au bas-ventre, qui avaient fait penser au médecin, qui vit la malade avant moi, que les viscères de cette cavité étaient obstrués. Je crus devoir maintenir cette opinion, et je prescrivis à la malade l'usage du sirop divisant dans des progressions relatives à ses forces et à l'intensité du mal. Ce remède fut décisif, et procura un prompt soulagement. Les symptômes s'évanouirent peu-à-peu, les souffrances cessèrent, et Madame Carisai, entièrement guérie d'une tumeur cancereuse au sein, jouit maintenant de la meilleure santé.

V I.

M. Thomas, demeurant rue de Grenelle Saint-Honoré, avait depuis longtemps une maladie de la lymphe qui dégénéra en obstruction aux viscères du bas-ventre. Son fils, âgé de neuf ans, avait reçu en naissant le germe de cette maladie, et supportait péniblement le poids de son existence. M. Thomas père éprouva au retour d'un voyage divers accidents qu'il attribua à ses fatigues et aux chagrins qu'il venait d'essuyer. Le repos cependant n'apportait aucun soulagement à son état; chaque jour, au contraire, il se manifestait de nouveaux désordres. Enfin, il perdit totalement l'appétit; les jambes s'engorgèrent; la région épigastrique acquit un volume considérable; la fièvre, les palpitations, l'oppression, inquiétèrent assez le malade pour le déterminer à consulter les médecins. Il prit alors des remèdes qui dissipèrent une partie des symptômes, mais qui n'agirent pas contre la cause immédiate de la maladie. Bientôt le père et le fils, qui avaient aussi été mis en traitement, retombèrent dans leur premier état. Appelé près d'eux, je leur fis prendre le sirop divisant, dont ils ne tardèrent pas à ressentir les bienfaits. En effet, deux mois s'écoulèrent à peine, que les deux sujets recouvrèrent une santé parfaite.

VII.

M. G***, demeurant à Paris, avait eu différentes affections de la lymphe, occasionnées par la syphilis. Traité tour-à-tour par diverses méthodes, il ne fut que soulagé. Quelque temps après ces traitemens, il lui parut sous le nez une dartre qui occupait presque toute la lèvre supérieure. M. G*** était sujet à de fréquentes hémorragies nazales. La région épigastrique lui donnait de l'inquiétude sans toutefois lui causer de vives douleurs. Les urines ne passant plus, il fallait employer habituellement la sonde, encore ne tirait-on que des glaires et du sang. Les parties de la génération se maintenaient dans un état érésipélateux, l'épiderme tombait en écailles. Alarmé sur les suites que faisaient craindre ces accidents, M. G**** me consulta; le sirop divisant que je lui administrai lui procura, en huit mois de traitement, un rétablissement parfait.

VIII.

Madame de Bouteville, avait apporté en naissant un principe morbide, qui lui rendait l'existence pénible. Tous les soins que l'on peut donner en pareille circonstance lui furent appliqués inutilement; les médecins qui virent la malade, déclarèrent, que le mal-aise qu'elle éprouvait provenait de l'épaississement de la lymphe. Madame de Bouteville véeut ou plutôt végéta dans un état d'indisposition continuelle jusqu'à l'âge climatérique. Le mal prit alors un caractère sinistre, et dégénéra en un squirrhe de la partie transverse du colon. Avant de parvenir au dernier degré, cette affection se signala par une foule de désordres précurseurs, tels que les palpitations, les oppressions, les suffocations, les rapports, les dégoûts, les digestions difficiles, l'état fébrile et l'insomnie. Des douleurs vives et lancinantes résultèrent de ces nombreux accidents qui, augmentant progressivement, réduisirent la malade à la triste nécessité d'être toujours couchée sur le dos, toute autre position réveillant ses douleurs. Des potions calmantes et qui ne pouvaient conduire à une cure radicale, furent les seuls remèdes qu'on lui administra. Appelé près d'elle, je reconnus l'état squirrheux indiqué plus haut. Après avoir donné à la malade les exhortations et les espérances que je crus propres à lui inspirer le courage et la persévérance nécessaire pour entreprendre et suivre mon traitement, je lui fis faire usage du sirop divisant, qui arrêta d'abord les progrès du mal ; un soulagement général se fit sentir ou bout de quelques jours ; cette amélioration se prolongea, et un an de constance de la part de la malade suffit pour déterminer sa cure radicale.

I X.

Madame G*** avait depuis longtemps une santé altérée, de l'insomnie; de mauvaises digestions, de la constipation. Cependant, elle ne crut pas devoir à son état une attention particulière, jusqu'au moment, où une tumeur fistuleuse, accompagnée de douleurs lancinentes à l'anus, la força d'appeler près d'elle des médecins qui se décidèrent à faire l'ouverture de la tumeur. Un an s'écoula sans que la plaie fut cicatrisée. Une seconde opération eut aussi peu de succès que la première. La suppuration était entretenue par un clapier qui avait son siége aux vertèbres lombaires, où elle ressentait les douleurs les plus vives. Outre ces accidents, je reconnus lorsque la malade vint me consulter, que les viscères du bas-ventre étaient engorgés ; des glandes considérables se faisaient sentir dans les deux seins; l'usage du sirop divisant calma en peu de temps les douleurs, et huit mois de traitement ayant fait disparaître tous les symptômes, la malade fut radicalement guérie.

X.

M. Thomas, rue du Vieux-Colombier, avait eu une enfance pénible, et marquée par différentes maladies. L'époque de la puberté ne fut pas moins orageuse. Parvenu à l'âge de dix-neuf ans, il dut satisfaire à la conscription; et malgré sa mauvaise santé, il partit pour l'armée qui subjugua la Prusse. Déja épuisé par lui même, il ne put soutenir le poids des fatigues militaires. Les palpitations, les oppressions, les syncopes, se renouvellèrent avec plus de force et de fréquence. Les cuisses et les jambes se gonflèrent, le ventre s'enfla, la rate était volumineuse et dure; il se vit donc contraint d'entrer à l'hôpital. Il fut ensuite transféré dans les hospices de l'intérieur de la France; mais tous les secours qu'on lui administra n'ayant pu le guérir, on le réforma. De retour chez lui, il fut traité par plusieurs médecins qui ne purent lui procurer aucun soulagement. Lorsqu'il vint me consulter, il étoit d'une extrême exténuation; je le mis à l'usage du sirop divisant; il ne tarda pas à ressentir un mieux être, précurseur de sa guérison. Le ventre perdit son volume, les cuisses et les jambes se dégorgèrent, les urines coulèrent limpides et abondantes, la respiration devint libre, le sommeil et les forces se rétablirent. M. Thomas, rappelé de si loin à un état d'existence paisible, vit aujourd'hui dans l'heureux oubli des maux qu'il a soufferts.

X I.

Le fils de M. Signol, rue Saint-Honoré, fut atteint du carreau et par suite d'hydropisie ; il avait la face plombée, la respiration pénible; il était d'une faiblesse extraordinaire. C'est ainsi que je le trouvai : le bas-ventre présentait au côté gauche une tumeur qui occupait plus de six pouces en surface. Je reconnus en outre la fluctuation d'un liquide épanché : je lui fis administrer mon sirop divisant. L'enfant reprit insensiblement ses forces; le ventre perdit de son volume, la tumeur disparut; la masse d'eau épanchée prit son cours par les urines; les douleurs cessèrent, le sommeil revint; enfin, le retour du malade à une santé parfaite, fut le résultat de deux mois d'un traitement convenable.

X I I.

Le 26 juillet 1808, je fus appelé près de Mademoiselle H***, rue des Vieilles-Tuileries ; j'ai trouvé cette malade dans l'état le plus alarmant : elle éprouvait une fièvre très-forte avec une altération considérable et une toux qui ne lui donnait aucun moment de repos ; cette toux était suivie de crachats purulens, abondans; il y avait en outre une chaleur dévorante dans la poitrine, point de sommeil, une constipation opiniâtre, les urines rares et chargées. Je me fis rendre compte par Madame sa mère de toutes les circonstances depuis l'enfance de la malade, actuellement âgée de vingt-six ans : elle me dit qu'à huit ans sa fille avait eu une humeur à la tête, qu'un topique lui avait fait disparaître ; quelque temps après des dartres avaient paru à beaucoup d'endroits ; que l'on avait également employé des topiques pour les faire disparaître, mais sans succès ; que deux ans avant que la toux survînt, les dartres avaient disparu.

Plusieurs médecins avoient été appelés près de cette malade, ils jugèrent que le poumon était le siége de la maladie ; qu'il tombait en fonte ; que l'état de la malade était dangereux. D'après les indices que j'avais prises de la malade, antérieurement à l'état présent, j'ai cru pouvoir porter un jugment sur ce qui vient d'être dit, c'est-à-dire, sur l'état actuel des choses ; cependant je balançai à lui donner mes soins; mais fortifié par sa mère qui me dit que, quoique sa fille présentât peu d'espoir, je ne devais pas l'abandonner, je lui fis prendre de suite mon sirop divisant à la dose d'une cuillerée le matin et une le soir ; après quelques jours d'usage de ce remède, tous les accidens se calmèrent, la malade ne tarda pas à donner le plus grand espoir; les dartres reparurent à la peau : trois mois de traitement suivi ont rendu cette Demoiselle à une santé parfaite.

XIII.

Le 31 mars 1806 je fus appelé près de Madame Roux, alors rue des Saints-Pères ; rendu près d'elle, je lui fis faire l'histoire de sa maladie autant que sa mémoire pouvoit la lui fournir. Elle me dit : que dès l'enfance il s'était manifesté une affection herpetique ; des topiques employés l'avaient fait disparaître. Quelques années après, la même affection reparut encore, et fut repercutée par les mêmes moyens. A l'époque de la puberté, l'*éruption des menstrues* s'est faite sans aucune circonstance fâcheuse. Mariée à dix-sept ans, elle devint bientôt mère ; à dix-neuf ans, à la suite d'un second accouchement très-heureux, un écoulement d'humeur fétide s'établit par les deux trous auditifs ; il se manifesta bientôt un embarras à toute la région du bas-ventre ; l'estomac seul faisait bien ses fonctions ; alors plus de sommeil, constipation, une douleur à la hanche droite qui la faisoit souffrir ; après seize ans de cet état, un long traitement dirigé par plusieurs médecins à Montpellier, la malade vint à Paris ; on lui établit deux cautères, plusieurs vésicatoires. Le ventre de la malade avait pris un volume considérable, les cuisses et les jambes étaient très-engorgées : après un an de traitemens divers, les urines étaient rares ; l'on décida que la malade étoit hydropique, on la traita en conséquence; la seconde année de ce traitement, on lui fit cent quatre-vingts mouchetures aux jambes et aux cuisses, pour évacuer la sérosité présumée infiltrée dans le tissu celullaire; il n'en sortit pas une goutte; la malade ne pouvait faire aucun exercice à pied; tel était l'état de cette Dame, lorsque je la vis. Après l'avoir examinée, je lui assurai qu'elle n'était pas hydropique; qu'elle avait les deux ovaires très-volumineux, que leur volume occasionnait l'engorgement des extrémités inférieures, que la rareté des urines pouvait dépendre d'une pression sur les glandes reinales par les tumeurs des ovaires; enfin, après avoir ranimé son courage abattu par vingt années de souffrances et de traitemens infructueux, je la mis de suite au sirop divisant; je lui fis supprimer tous ses vésicatoires et ses cautères, quatre mois de traitement régulier ont suffi pour rendre à une santé parfaite Madame Roux.

C'est peu d'annoncer la découverte d'un remède, d'en proposer l'emploi, il faut aussi justifier sa propriété par ses effets; ce sont ces considérations qui m'ont déterminé à rendre compte de quelques-uns des traitemens appliqués aux variétés des maladies de la lymphe : en appelant pour ainsi dire le lecteur au lit de chaque malade, il est plus à même de juger de la nature du mal, de la gravité des accidents, de la bonté des moyens curatifs; pour mieux fixer son attention sur cet objet principal, j'ai cru devoir épargner le récit long et pénible d'une foule de symptômes divers que j'ai traité d'ailleurs avec le même succès, en ce qu'aucun de ces différens symptômes pris au premier ou au second degré, ne sauroit présenter dans le traitement assez de difficultés, soit par rapport à l'intensité du mal, soit en raison de l'épuisement du sujet. Les malades, au contraire, dont j'ai rapporté ici les différens genres d'affections atteignaient tous le troisième période, lorsque je fus appelé près d'eux. Tous étaient parvenus à un tel point de dépérissement, que leur état ne semblait plus permettre d'espoir de guérison; tous enfin avaient inutilement mis à contribution ce que les lumières des hommes de l'art et le choix entendu des remèdes avaient pu leur offrir de plus puissant contre leurs maux. Tel était l'état d'abandon et de péril dans lequel je trouvais chacun des sujets dont j'annonce la guérison.

Divers médecins de la capitale ont eu connaissance de ces succès; plusieurs d'entre eux ont même été opérés sous les yeux des hommes de l'art les plus distingués, parmi lesquels je citerai M. Brûlé, ancien premier médecin de la Marine, médecin à Paris; M. Keraudren, médecin en chef du service de la Marine et des Colonies, et M. Tartra, chirurgien du premier Dispensaire, etc, etc.

On ne trouve ce Remède que chez l'Auteur, à l'adresse ci-dessus page 8.

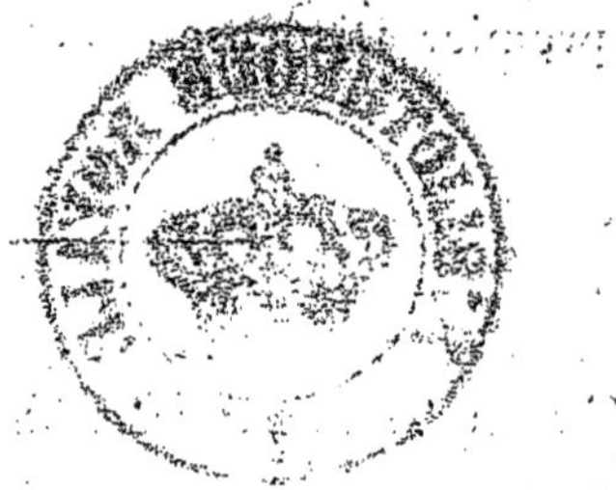

www.ingramcontent.com/pod-product-compliance
Ingram Content Group UK Ltd.
Pitfield, Milton Keynes, MK11 3LW, UK
UKHW020450220726
13923UKWH00005B/2457

9 782019 257804